CONTRIBUTION

A

L'ÉTIOLOGIE DU CANCER

PAR

G. LAKHOVSKY

« ... Je suis persuadé que si l'on pouvait se
» nourrir exclusivement des fruits, des légumes
» récoltés dans le jardin entourant la maison
» dans laquelle on vit, si l'on pouvait boire et
» utiliser de l'eau sortant d'un puits profond
» creusé près de la maison d'habitation, le
» cancer serait une maladie négligeable... »

PARIS

GAUTHIER-VILLARS ET Cⁱᵉ, IMPRIMEURS-LIBRAIRES

DU BUREAU DES LONGITUDES, DE L'ÉCOLE POLYTECHNIQUE

55, Quai des Grands-Augustins, 55

—

1927

Contribution à l'étiologie du cancer

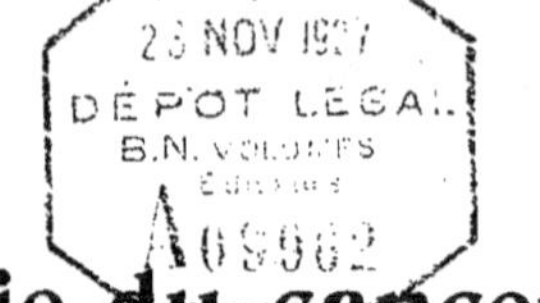

Influence de la nature du sol
sur les rayonnements cosmiques et le développement du cancer

Introduction. — Depuis que l'on étudie l'étiologie des tumeurs cancéreuses, qu'on recherche leurs causes et la raison d'être de leur développement, on a été conduit à examiner si la nature du sol, l'orographie et l'hydrographie ne jouaient pas un rôle important dans la répartition de cette maladie à la surface de la Terre.

Dès 1869, comme le signale le professeur Roussy [1], Haviland déclarait : « La Tamise et ses affluents traversent un vaste champ de cancers. »

En 1897, M. Léon Noël indiquait dans sa thèse : « Sur la topographie et la contagion du cancer » des observations analogues qui ouvraient la voie à des recherches plus approfondies.

Actuellement, la question a été reprise et récemment le Professeur d'Arsonval présentait à l'Académie des Sciences [2] un travail de M. Stélys sur les terrains carcinogènes, c'est-à-dire susceptibles de provoquer l'apparition du cancer chez les êtres vivants.

Néanmoins, les faits d'observation sont encore peu nombreux et il ne semble pas qu'un travail d'ensemble ait été entrepris pour essayer de coordonner les différents résultats et de vérifier les hypothèses faites.

Or, il apparaît que d'ores et déjà, nous disposons de documents et d'hypothèses de travail suffisants pour dégager des cas particuliers les lois générales.

Pour les documents, ce sont d'une part les communications et les mémoires relatant des observations locales, tels que les travaux que nous venons de signaler; d'autre part, les études démographiques, telles que « L'Annuaire statistique de la Ville de Paris (1925) » qui indique pour les années 1921-1922 la répartition géographique de la mortalité par cancer pour Paris, la Seine et les principales villes de France; enfin, les cartes géologiques et, en particulier le nouvel « Atlas géologique des vingt arrondissements de Paris » dressé par M. E. Gérards (1926) et la Carte géologique au 1/80.000e de la France.

En ce qui concerne les hypothèses de travail, il me semble que la théorie de la radiation chez les êtres vivants, que j'ai exposée dans mon ouvrage de « L'Origine de la Vie » [3] et plus récemment dans « l'Universion » [4],

théorie qui m'a permis de faire comprendre et de coordonner bien des phénomènes biologiques restés inexpliqués, est particulièrement propre à éclairer l'influence de la nature du sol sur l'étiologie du cancer.

L'objet de cet opuscule est précisément de montrer dans quelle mesure la répartition du cancer peut être conditionnée par la géologie, c'est-à-dire par la nature physique du terrain sur lequel vit le sujet. Je m'estimerai heureux si j'ai pu contribuer à engager les recherches concernant le cancer, et par conséquent sa prophylaxie, dans une voie qui permette d'aboutir à des résultats tangibles.

CHAPITRE I.

La radiation des êtres vivants et la pathologie du cancer.

Je ne reviendrai que rapidement et pour mémoire sur les idées que j'ai exposées dans mes ouvrages de « L'Origine de la Vie » et de « L'Universion ». Mais ces idées sont indispensables à la compréhension de ce qui va suivre et sont, en quelque sorte, la clé de voûte de la théorie de la répartition des tumeurs cancéreuses en raison de la nature géologique du sol sur lequel vit le sujet.

La question particulière de l'étiologie du cancer est d'autant plus controversée que, même dans les cas où la transmission par contagion n'a pu être infirmée, la possibilité d'un véritable « contact » n'apparaît pas toujours.

Cette étiologie du cancer, au sens le plus large du mot, doit donc être classée au nombre des phénomènes biologiques qui ne semblent reliés que par des actions à distance, comme c'est le cas pour les phénomènes de l'instinct des animaux, de l'orientation des êtres vivants, notamment des insectes volants et des oiseaux diurnes et nocturnes, des migrations à grande distance des oiseaux de passage et de certains mammifères.

Comme je l'ai montré dans « L'Origine de la Vie », seules les ondes électromagnétiques, par leur souplesse infinie et leur portée pratiquement illimitée, peuvent donner la raison d'être de pareils phénomènes. Il ne s'agit pas là d'une hypothèse gratuite, puisqu'elle répond effectivement à la nature intime de l'être vivant, depuis le protozoaire, le bacille et l'algue, jusqu'à la plante la plus complexe, jusqu'au vertébré le plus parfait.

[1] G. Roussy, *L'état actuel du problème du cancer* (Gauthier-Villars, 1924, p. 32).
[2] Séance du 25 avril 1927.
[3] G. Lakhovsky, *L'Origine de la Vie* (Gauthier-Villars).
[4] G. Lakhovsky, *L'Universion* (Gauthier-Villars, 1927).

L'organisme vivant, si simple soit-il, est susceptible d'agir comme un collecteur et un émetteur d'ondes, dont la longueur a pu être mesurée par l'analyse spectrale (¹). D'ailleurs, certains animaux et certains végétaux émettent des radiations lumineuses (ver luisant, champignons, micro-organismes) et tous les organismes vivants rayonnent de la chaleur.

La généralisation de ces multiples constatations particulières conduit à induire que la cellule vivante se comporte comme un oscillateur électrique élémentaire, qui absorbe ou émet des radiations électromagnétiques. L'observation microscopique a montré que toute cellule était constituée par un filament de liquide conducteur isolé au sein d'une masse diélectrique. La cellule est donc un élément de circuit électrique oscillant doué de capacité, de self-inductance et de résistance électrique. Étant données ses dimensions toujours très petites, la cellule vivante vibre sur une fréquence d'oscillation très élevée, qui est d'ailleurs susceptible de varier en fonction de la nature chimique, c'est-à-dire des constantes électriques et diélectriques des substances qui la constituent.

La radiation des êtres vivants explique donc, par le seul jeu de l'émission et de la captation des ondes, les phénomènes biologiques les plus complexes que les théories purement chimiques ou physiques ne peuvent expliquer par les seules actions de contact.

La vie n'est rien autre que la manifestation de cet état oscillatoire de la cellule. Elle résulte d'un équilibre dynamique entre l'action des ondes captées et celle des ondes émises. La santé de l'être, c'est le maintien constant de cet équilibre oscillatoire de toutes les cellules qui le composent. La maladie provient de l'apparition d'un déséquilibre oscillatoire, qui se traduit par l'altération de la cellule. La mort, c'est la défaite totale de l'organisme qui ne peut plus lutter pour maintenir cet équilibre dynamique, cette sorte de paix armée qu'est la vie.

J'ai décrit en détail dans « L'Origine de la Vie » l'action biologique des rayonnements et ses rapports avec l'altération des cellules vivantes. Les divers essais de thérapeutique du cancer expérimental des plantes ont confirmé cette manière de voir. Des pélargoniums, inoculés avec le *Bacterium tumefaciens* qui produit des tumeurs végétales cancéreuses, ont été soignés et guéris au moyen de l'action du rayonnement d'un oscillateur électrique spécial pour ondes très courtes que j'avais réalisé à cet effet, tandis que les sujets témoins inoculés, mais non traités, sont morts rapidement.

La théorie de la radiation des cellules m'a conduit à expliquer la formation de la cellule néoplasique par l'altération des tissus prédisposés. Le cancer apparaît en effet, le plus généralement, chez les sujets dont les tissus ont une prédisposition à une transformation de la nature des cellules, par suite d'éléments étrangers, qui modifient l'oscillation cellulaire dans le sang de l'homme à partir de l'âge de 40 ans environ.

Le néoplasme est assimilable à un microbe virulent qui, en imposant aux tissus sa fréquence d'oscillation, transforme, par la division, les cellules saines en cellules cancéreuses.

Au point de vue dynamique, l'équilibre oscillatoire se maintient par un échange incessant d'énergie à très haute fréquence, qui traduit l'apport du milieu extérieur et les réactions de l'organisme. Où donc l'organisme puise-t-il l'énergie oscillante qui assure la plupart de ses communications, conscientes ou inconscientes, avec le monde extérieur ?

Les recherches récentes des astrophysiciens et, particulièrement du savant professeur Millikan aux États-Unis, ont décelé l'existence d'une radiation cosmique, répandue dans tout l'univers, rayonnée par des longueurs d'ondes très courtes et 100 fois plus pénétrantes que les rayons X les plus durs. L'énergie solaire, connue sous les espèces des ondes lumineuses et des ondes caloriques, ne constitue qu'une petite partie de ces ondes cosmiques qui émanent de tous les astres et sillonnent l'éther. Leur pouvoir pénétrant est tel qu'elles ne sont entièrement absorbées qu'après avoir traversé une épaisseur de plomb de 2^m ou une couche de terre de quelques dizaines de mètres de profondeur environ, selon la nature du sol.

Je n'insisterai pas plus longuement sur la nature de cette radiation pénétrante à propos de laquelle je me suis longuement étendu dans « L'Universion », et qui semble avoir une influence si considérable sur l'équilibre oscillatoire des cellules et, par suite, sur la vie dans toutes ses manifestations.

Le lecteur se rapportera utilement à « L'Origine de la Vie », ouvrage dans lequel j'ai relaté les résultats obtenus dans la thérapeutique du cancer expérimental des plantes, au moyen de circuits métalliques susceptibles de capter les radiations cosmiques qui traversent l'atmosphère. Je suis parvenu, au moyen de ces circuits, à guérir du cancer des pélargoniums inoculés dans les mêmes conditions que celles de l'expérience rapportée plus haut. Ainsi, en modifiant, au moyen d'un simple collecteur d'ondes, l'énergie captée par le sujet, il est possible de modifier l'oscillation des cellules, en amplitude ou en longueur d'onde, à tel point que le sujet malade puisse recouvrer la santé, c'est-à-dire son équilibre oscillatoire.

D'autre part, des constatations récentes faites par des astrophysiciens ont montré l'étroite relation qui existe entre les variations d'intensité des taches solaires, d'une part, et certains phénomènes physiques tels que le magnétisme terrestre, les aurores polaires, les météores, l'ionisation de l'atmosphère, les « parasites » électromagnétiques, d'autre part. Or, les taches solaires, qui se traduisent par des modifications de l'intensité de l'énergie radiante cosmique, ont des effets non seulement physiques, mais physiologiques, comme l'ont montré M. le chanoine Th. Moreux, M. Maurice Faure (¹) et moi-même (²).

(¹) A. Gurwitsch et G. Franck, *Sur les rayons mitogénétiques et leur identité avec les rayons ultraviolets (Comptes rendus des séances de l'Académie des Sciences*, 4 avril 1927, p. 903).

(¹) Séance de l'Académie de Médecine du 1ᵉʳ mars 1927.
(²) Séance de l'Académie des Sciences du 28 mars 1927.

Il était donc logique de rechercher dans quelle mesure la radiation cosmique peut influencer le développement et la répartition du cancer à la surface du sol. Le problème de l'étiologie du cancer se trouve ainsi ramené à diverses études nettement définies :

1° Une étude démographique au moyen de statistiques susceptibles d'indiquer la répartition du cancer, traduite par exemple par la densité de la mortalité par cancer, calculée en nombre de cas par mille habitants.

2° Une étude géologique signalant les terrains qui paraissent favoriser le développement des maladies cancéreuses.

3° Une étude physique et plus particulièrement électrique des substances minérales constituant les terrains en question, et dont la nature peut favoriser ou entraver l'induction des radiations cosmiques sur l'organisme.

Dans les Chapitres suivants, j'ai résumé d'une part les faits d'observation physique et démographique qui se rapportent à l'étiologie du cancer, d'autre part les conclusions qui en découlent relativement à la nature géologique et aux constantes électriques du sol.

CHAPITRE II.

Répartition géologique et géographique du cancer.

Au cours de ce Chapitre, nous n'indiquerons que les faits d'observation et les conclusions immédiates qui en découlent, en nous réservant d'en induire, dans le Chapitre suivant, des hypothèses générales relativement à la nature des éléments.

L'étude démographique a été divisée en trois parties qui concernent la répartition du cancer, respectivement à Paris, dans le département de la Seine et dans les principales villes de France, voire même pour quelques villes des pays limitrophes. « L'Annuaire statistique de la Ville de Paris (1925) » que nous avons consulté, contient des tableaux des principales causes de décès par quartier pour Paris, par commune pour la Seine et par ville pour la France, d'où il a été facile de déduire, au moyen du recensement de 1921, la densité moyenne de mortalité par cancer, par mille habitants et par an, pour les années 1921 et 1922.

Pour Paris, pour les grandes villes et pour la plupart des communes de la Seine, les chiffres relevés sont assez élevés et assez comparables d'une année à l'autre pour qu'on puisse attribuer à cette densité moyenne la valeur d'une donnée assez précise (¹). Pour les communes limitrophes du département de la Seine, la densité porte sur un nombre de cas réduit; elle est donc peu précise et n'est donnée qu'à titre d'indication.

Quant aux chiffres de la population dans les divers quartiers, communes ou villes, elle doit être considérée comme connue avec une très grande précision, en raison du recensement récent au moment de la statistique.

L'examen des cartes indiquant la densité des cas de cancer confirme l'hypothèse d'une action du terrain. Si le sol était sans action sur la répartition du cancer, la densité semblerait répartie sur les cartes comme au hasard et par des coups de dés. Or, il n'en est rien et, en examinant les cartes de près, on constate au contraire que la densité varie d'un arrondissement à l'autre, d'une commune à l'autre, même d'une ville à l'autre, comme par une variation continue et progressive et en raison même de la nature du terrain.

Ainsi le plan de Paris montre une densité relativement élevée à l'Est et au Sud-Ouest, une densité relativement faible au Nord-Ouest. De plus, divers quartiers accusent une densité plus ou moins considérable. L'examen de la carte géologique indique une parenté certaine entre la densité des cas de cancer et la nature du terrain.

Les très faibles quantités relevées dans les 8e, 16e et 17e arrondissements (0,5; 0,6; 0,8) correspondent à une vaste nappe de *sable et de grès de Beauchamp*, voisinant avec du *calcaire grossier*.

Les chiffres très bas relevés dans les quartiers de la Chaussée-d'Antin (0,8) et de Gaillon (0,3) coïncident également avec un noyau de *sable de Beauchamp*.

Les densités un peu plus fortes, bien que toujours faibles des quartiers de Clignancourt (1,1) et de Saint-Fargeau (1,04) coïncident avec les deux seuls affleurements de *sable de Fontainebleau* sur le sol parisien.

Quant aux quartiers à densité élevée, ils reposent sur l'*argile plastique* comme Auteuil (1,76), Javel (1,61) Grenelle (2,08) et Saint-Lambert (1,57), ou encore sur les *marnes à gypse* comme Saint-Vincent-de-Paul (1,97), l'hôpital Saint-Louis (1,44), le Père-Lachaise (1,58), et Charonne (1,41).

Il est évident que les densités ne peuvent pas toujours être exactement proportionnelles à la nature du terrain et cela pour de multiples raisons, notamment pour les suivantes : que la constante chimique de l'eau consommée par les habitants s'approche plus ou moins de celle du sol habité ainsi que nous l'exposerons plus loin; que la disposition, la superficie et la profondeur des couches est variable; que si certaines roches ont une nature et une composition bien définies, la plupart des sédiments varient suivant le gisement, en changeant insensiblement de propriétés; enfin, que certaines agglomérations reposent sur une grande variété de sédiments différents. C'est le cas

---

(¹) En ce qui concerne Paris, il est très important de préciser que les décès par cancer ou autres, qui se produisent dans les hôpitaux, sont rapportés dans la statistique à l'arrondissement où le malade est domicilié et non pas à celui de l'hôpital où il est décédé. Toutefois il convient de faire observer que dans un certain nombre d'hospices pour vieillards ou incurables tels que la Salpêtrière, Ivry, Nanterre (surtout Nanterre), un grand nombre d'hospitalisés n'ont plus de domicile personnel. Par conséquent l'inscription de leur décès à la seule mairie de l'arrondissement ou de la commune de l'hospice où ils sont morts peut fausser la statistique au point de vue que nous envisageons.

Naturellement, cette observation ne s'applique qu'à Paris et au département de la Seine. Pour le reste de la France, y compris les grandes agglomérations, la statistique est rigoureusement exacte.

pour divers quartiers, notamment la Maison Blanche (1,17) où l'on rencontre à la fois l'argile, la marne à gypse, le calcaire grossier, le sable de Beauchamp et les alluvions récentes; aussi la densité y est moyenne.

C'est également le cas pour les quartiers de Clignancourt (1,01) et Amérique (1,34) où l'on trouve le sable de Fontainebleau, le calcaire de Saint-Ouen, le calcaire de Brie, les marnes à gypse et les alluvions récentes, ainsi que pour bien d'autres quartiers.

On observera, d'autre part, que sur les roches mal définies et de composition variable, telles que les alluvions récentes qui bordent largement les rives de la Seine, les densités sont assez différentes, en raison même de ce manque d'homogénéité. Ces alluvions contiennent en effet, en proportions très variables, des sédiments de propriétés très différentes : argiles, limons, graviers, sables, etc.

En effet, les alluvions ont, suivant leur nature, des propriétés différentes : celles qui sont composées d'argiles et de limons provoquent, comme les bancs d'argile plastique et de marne, de fortes densités de cas de cancer; celles qui sont composées de sables et de graviers correspondent à une faible densité, tout comme les sables et les grès de Fontainebleau et de Beauchamp.

En ce qui concerne la densité très élevée remarquée dans le quartier de la Salpêtrière, 2,8, le terrain (grès de Beauchamp, calcaire grossier, alluvions) ne justifie pas cette densité considérable. On peut l'imputer soit au fait qu'un certain nombre d'hospitalisés n'ont pas de domicile permanent et que par conséquent leur décès est uniquement déclaré à la mairie de l'arrondissement de l'hôpital, soit encore peut-être aux ondes émises par les nombreux appareils à rayons X de l'hôpital, qui interfèrent avec les ondes cosmiques.

Si l'on examine la carte du département de la Seine, on constate des résultats analogues à ceux que nous venons de signaler pour Paris, suivant la nature des roches; cependant avec plus de diversité.

Parmi les communes à densité faible ou moyenne, les unes comme Sceaux (0,8), Châtenay (0,6), Bagneux (1), Fresnes (0,39), Suresnes (1,1), sont bâties sur le *sable de Fontainebleau;* les autres comme la Garenne-Colombes (0,78), Vanves (1,18), Malakoff (0,98), Arcueil (1,27), Maisons-Alfort (1,29) sont construites sur le *calcaire grossier* ou le *grès de Beauchamp;* d'autres enfin, notamment au nord-est de Paris, sont situées sur des terrains *d'alluvion récente* et sur le *gypse.*

Parmi les communes à forte densité, les unes comme Issy (2), Ivry (3,26), reposent sur *l'argile plastique;* les autres comme les Lilas (1,63), Bagnolet (1,47), Pavillon-sous-Bois (1,91), Nogent (1,8), Fontenay-aux-Roses (1,73), Fontenay-sous-Bois (1,7), Romainville (1,85), Thiais (3,36), Rungis (1,78), Bry (1,6) sont situées sur le *calcaire de Brie* et les *marnes à gypse;* d'autres sur des terrains d'alluvion limoneux et argileux, comme Neuilly (2,55), l'Ile Saint-Denis (2,16), Le Perreux (1,87), Bonneuil (3,33).

Dans l'ensemble, les résultats sont moins nets pour la Seine que pour Paris, en raison de l'étendue des communes situées parfois sur un certain nombre de terrains dont les propriétés sont très différentes.

Nous avons également recherché l'influence du terrain pour les principales villes de France et des pays limitrophes au moyen de la carte géologique au 1/80 000e, des renseignements que certaines municipalités ont bien voulu nous communiquer obligeamment, et des statistiques de démographie internationale.

Nous avons groupé dans un premier tableau la densité moyenne des cas de décès par cancer dans les principales villes de l'Europe occidentale en 1921 et 1922. En raison du grand nombre d'habitants de chacune de ces agglomérations, cette moyenne peut être considérée comme obtenue avec une grande précision.

Dans un second tableau, nous avons rangé ces différentes villes par ordre de densité croissante de cas de cancer, en indiquant pour chacune d'elles la nature du terrain sur lequel elle est bâtie. Cet aperçu synoptique permet ainsi de se rendre compte facilement du rôle joué par la nature du sol dans l'étiologie du cancer.

Les villes à densité faible reposent sur le sable stampien, le calcaire, le gypse, le grès, certaines roches cristallines primitives et certaines alluvions récentes, riches en sables et en graviers.

Les villes à densité forte sont construites sur l'argile plastique, les marnes à gypse, les marnes jurassiques, la craie phosphatée et la pyrite de fer, sur les terrains carbonifères et les schistes, sur les minerais de fer (oolithe ferrugineuse, etc.).

Ce travail a été fait d'après un nombre de villes suffisant pour qu'on puisse constater que la répartition des densités de cancer semble faite non pas au hasard, mais suivant les variations de la nature du terrain.

C'est ainsi que Genève, Toulouse, Bruxelles, Anvers, Berne et Paris sont situées dans des régions de faible ou moyenne densité, qui englobent des sables et graviers d'alluvions, des sables et grès de Fontainebleau et de Beauchamp, des grès friables, du calcaire grossier et quelques marnes.

L'étage crétacé supérieur, qui s'étend sur la Normandie, le pays de Caux, la Picardie englobe au contraire cinq villes à forte densité : Le Havre, Rouen, Amiens, Arras et Lille. L'est de la France possède également en Lorraine (Metz, Nancy) sur les oolithes, argiles, grès et marnes ferrugineuses et en Alsace (Strasbourg) sur le terrain carbonifère un noyau à forte densité. Il en est de même pour la région lyonnaise, avec Lyon et Saint-Étienne bâtis sur les terrains jurassiques et carbonifères. Il est regrettable que la statistique n'ait pas également été faite pour la plupart des villes de l'ouest et du centre de la France; il est vraisemblable qu'elle eût confirmé cette continuité.

On remarque, d'autre part, que les alluvions récentes du pléistocène, sur lesquelles sont construites nombre de grandes villes, portent, suivant les cas, des cités à forte densité et des cités à faible densité, comme nous l'avons déjà remarqué pour divers quartiers de Paris et différentes communes de la Seine. Cette apparente contradiction peut être attribuée à deux causes :

1° La composition des sédiments du pléistocène est extrêmement variable, comme nous l'avons montré plus haut; ils contiennent aussi bien des sables, des graviers, des grès friables, que des argiles et des limons.

2° Ces sédiments recouvrent parfois des sous-sols de compositions très différentes (carbonifère, argile plastique, minerais de fer, roches cristallines, etc.).

CHAPITRE III.

Influence de la nature du sol
sur la radiation cosmique et sur l'étiologie du cancer.

Comme je l'ai montré au Chapitre I, le cancer nous apparaît comme une réaction de l'organisme contre une modification de son équilibre vibratoire, sous l'effet des radiations cosmiques. Que ces radiations augmentent d'intensité ou, au contraire, s'affaiblissent, qu'elles accroissent ou diminuent leur longueur d'onde, l'équilibre oscillatoire de nos cellules s'en trouve modifié et les néoplasmes apparaissent. Inversement, comme l'ont prouvé mes expériences sur les pelargoniums que j'ai rapportées plus haut, en renforçant ou en diminuant, au moyen de systèmes appropriés, l'intensité de la radiation cosmique, il est possible de rétablir l'équilibre oscillatoire primitif de la cellule vivante et de combattre efficacement la tumeur cancéreuse ([1]).

Or, les radiations cosmiques qui sillonnent l'éther sont en partie captées par le sol, puisque ces ondes y pénètrent jusqu'à une profondeur très appréciable. Il est même certain que les conditions de cette absorption modifient plus ou moins le champ électromagnétique de ces radiations à la surface du sol, qui réémet un autre rayonnement. Elles modifient donc par là même les conditions de vie de la cellule vivante qui oscille dans ce champ.

C'est d'ailleurs un phénomène bien connu des radioélectriciens que celui de l'absorption des ondes par le sol et nous n'y reviendrons que pour mémoire. On sait que les ondes pénètrent d'autant mieux dans le sol que le terrain est moins conducteur. C'est ainsi que sur la longueur d'onde de 16 000^m par exemple, l'onde pénètre jusqu'à 80^m de profondeur dans des terrains mauvais conducteurs, tels que sable, calcaire grossier, etc., alors qu'elle ne pénètre que de 2^m dans l'eau de mer très conductrice. Mais, sur des longueurs d'onde moins considérables, un sous-marin en plongée à 10^m de surface, a pu capter parfaitement les émissions radiotélégraphiques des stations de Nantes et de Lyon dans un rayon de 1000^{km} environ.

La profondeur à laquelle l'onde pénètre dans le sol est inversement proportionnelle à la racine carrée du produit de sa pulsation par la conductivité du sol. A intensité égale, une onde courte sera arrêtée à une profondeur moindre qu'une onde longue, mais donnera lieu dans le sol, à des courants d'induction plus intenses.

Ces différences de régime suivant la nature du terrain s'accentuent d'autant plus que l'onde est plus courte. On sait qu'en mer, où l'absorption est superficielle, les réceptions radioélectriques sont très bonnes, la nappe d'eau conductrice se comportant, au point de vue de l'absorption, de la conduction, et de la réflexion des ondes, comme une surface métallique.

Au contraire, les masses diélectriques importantes agissent dans le sens d'une absorption en profondeur, qui modifie peu le champ de la radiation superficielle ou l'affaiblit plus ou moins.

Il existe à la surface de la terre des zones où l'absorption des ondes est telle que la réception radioélectrique y est rendue très difficile. C'est le cas notamment pour certaines régions de la zone tropicale. La nature du terrain, l'orographie et l'hydrographie ainsi que la vitesse de la rotation de la Terre, sont les principaux facteurs influant sur l'intensité du champ.

En ce qui concerne la radiation cosmique de très courte longueur d'onde, il est évident que certains terrains particulièrement perméables aux ondes, c'est-à-dire diélectriques comme le sable, le grès, les graviers, etc., absorbent cette radiation sur une très grande profondeur sans donner de réaction sur le champ superficiel (*fig.* 1). Que d'autres terrains au contraire, particulièrement imperméables aux ondes, c'est-à-dire conducteurs : argiles, marnes, limons, terrains carbonifères, minerais de fer, etc., absorbent cette radiation sur une faible profondeur et provoquent ainsi, dans le sol, des courants intenses assez superficiels pour réagir sur le champ à la surface de la Terre et le modifier (*fig.* 2). Tandis que dans le premier cas, le champ superficiel n'est pas modifié, dans le second cas les radiations réfléchies, réfractées et diffusées se composent avec les premières pour produire un champ interférant et des ondes stationnaires.

Relativement à l'étiologie du cancer, les premiers terrains, qui affectent peu le champ de radiation, seront ceux pour lesquels la densité observée sera la plus faible. Les seconds terrains, en modifiant profondément le champ des radiations cosmiques et en créant avec elles de nouveaux champs de radiation, provoqueront le déséquilibre oscillatoire de la cellule vivante et présenteront la plus forte densité des cas de cancer.

C'est dans le sens de ce phénomène que je vais chercher à préciser l'action des divers terrains. Tout revient à connaître la conductibilité des terrains.

En procédant par ordre de densité moyenne croissante des cas de cancer, nous trouvons d'abord, pour les sols à faible densité : le sable de Fontainebleau et le sable de Beauchamp, qui sont des silices généralement assez pures et comptent parmi les meilleurs isolants (quartz, agate, verres, etc.); le grès de Beauchamp et le sable à rognons de grès de Bruxelles; les graviers de Genève; le sable et le grès friable de Berne; les gneiss, micaschistes et granits de Nantes; le gypse de la région parisienne (nord-est de Paris).

Les sols à densité moyenne de cas de cancer et forte sont ceux qui présentent déjà une certaine conductibilité,

---

([1]) *Essais de thérapeutique du cancer expérimental des plantes* (Communication à la Société de Biologie du 26 juillet 1924).

— 6 —

à cause soit de leur nature chimique, soit de leur nature physique (eau de constitution ou d'interposition, sels minéraux en dissolution, nappes conductrices). Ce sont par exemple les alluvions modernes (pléistocènes) lorsqu'elles ne renferment pas seulement des graviers et des

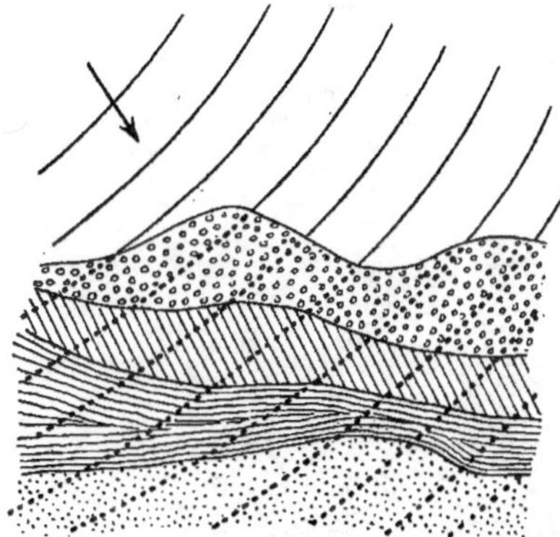

Fig. 1. — Terrain diélectrique perméable aux ondes. Le champ superficiel de la radiation n'est pas modifié. Il n'y a aucune onde réfléchie, ni diffusée, ni reradiée.

sables, mais des argiles, des limons et autres dépôts conducteurs.

L'*argile plastique surtout* possède une notable conductibilité et se classe comme le sol le plus mauvais en raison :

1º De la substance qui la compose essentiellement (silicate d'aluminium hydraté);

2º Des substances étrangères qu'elle renferme, telles que le fer, à l'état de sels ferreux et ferriques (argiles bleues et argiles rouges), les pyrites (marcassite, sperkise), le carbonate de fer (sidérose) et le sulfate ferreux (apatélite);

3º De l'eau d'interposition qu'elle contient, et qui en forme une pâte conductrice ;

4º De l'eau qu'elle retient en nappe par suite de son imperméabilité. Nous développerons plus loin ce dernier point.

Pour des densités de cancer croissantes, nous rencontrons les terrains conducteurs suivants : limons, marnes à gypse, marnes jurassiques, argiles imperméables et plastiques; calcaire ferrugineux, craies à pyrite de fer, argile turonienne.

Une mention particulière doit être faite pour les minerais et les filons de houillères, qui constituent de véritables veines conductrices. Ces terrains sont parmi ceux qui accusent les plus fortes densités de cancer; rappelons le carbonifère stéphanien (Saint-Étienne) et le lias de Nancy et de Metz, renfermant du minerai de fer.

Les tableaux suivants donnent pour les substances isolantes la valeur de la constante électrique et de la résistivité; pour les substances conductrices, la valeur de

la conductibilité. Bien entendu, ces valeurs ne peuvent être données pour les roches des terrains sédimentaires récents (argiles, marnes, alluvions, limons) dont la nature varie essentiellement. Toutefois, en raison de leur composition que nous avons indiquée globalement ci-dessus, leur conductibilité est considérable.

En résumé, il résulte des statistiques de Paris, de la Seine et des principales villes de France, que les agglomérations bâties sur les sables, calcaires et grès, *matières isolantes*, accusent sans exception une densité de mortalité par cancer très faible.

Que les agglomérations construites sur les terrains renfermant les marnes, l'argile plastique, les minerais de fer et les filons houillers, *matériaux conducteurs*, accusent sans exception une densité très forte de mortalité par cancer.

Quant aux quartiers ou agglomérations qui sont bâtis sur des alluvions récentes ou autres, la mortalité est fonction de la composition de ces alluvions. Si elles ne renferment que des sables et des graviers isolants, la densité des cas de cancer est faible. Si, au contraire, elle contient en outre des argiles, des limons et des sels de fer conducteurs de l'électricité, la densité des cas de cancer est élevée.

Le mécanisme de l'absorption des ondes est en somme résumé par la figure 3. Les radiations cosmiques traversent souvent une couche superficielle A, formée par un dépôt d'alluvions; puis, en B, des terrains isolants perméables aux ondes tels que le sable, le grès; elles pénètrent ensuite dans des couches plus conductrices et plus absorbantes C et D, constituées par le calcaire, les marnes; elles sont

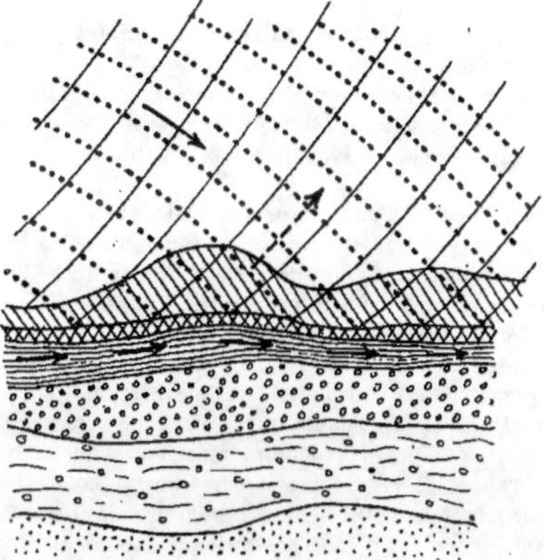

Fig. 2. — Terrain conducteur imperméable aux ondes. Les radiations se réfléchissent et se diffusent superficiellement, provoquant à la surface du sol un nouveau champ de radiation.

enfin totalement absorbées par une couche très conductrice, constituée par une argile renfermant des substances ferrugineuses. Si tous les terrains sédimentaires récents n'ont pas absorbé les ondes, elles sont retenues par les couches minérales, minerai de fer, filons de charbon, etc.

Dans cette étude de propriétés physiques des terrains,

il faut tenir compte d'un facteur extrêmement important, au moins en ce qui concerne les terrains sédimentaires : nous avons nommé l'eau. Elle se comporte — suivant les cas — comme un conducteur ou un isolant. L'eau pure, l'eau de pluie par exemple, est très isolante; l'eau douce des rivières et des nappes est encore fort résistante au point de vue électrique; seules les eaux dites minérales, contenant en dissolution des sels métalliques, sont plus ou moins conductrices, de même que l'eau de mer, particulièrement sous les faibles latitudes.

Ainsi l'eau qui traverse les terrains sablonneux et les

Louis (1,44), Père-Lachaise (1,58), Charonne (1,41), Picpus (1,44), Plaisance (1,48), Saint-Lambert (1,57). D'autre part, il y a au bord du fleuve nombre de quartiers à faible densité de cancer.

La même observation peut être faite pour les communes de la Seine et pour la France entière. La proximité de la mer ou des fleuves paraît avoir une influence sinon nulle du moins extrêmement localisée. Des villes à très faible densité sont situées comme Anvers sur un large fleuve, dans une plaine basse et humide, à proximité d'un vaste estuaire; ou, comme Genève, au bord d'un torrent impé-

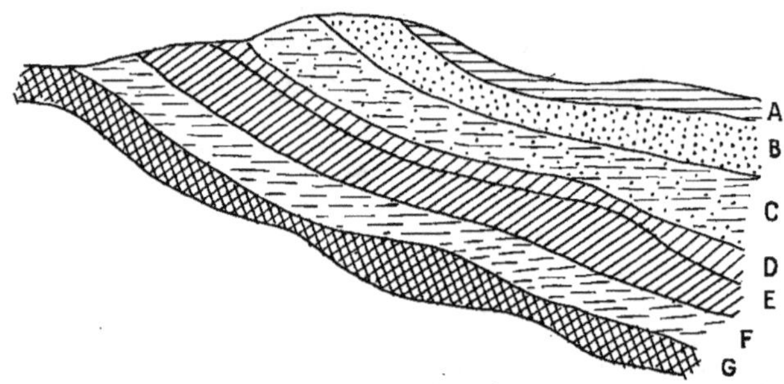

Fig. 3. — Coupe de terrain indiquant la répartition des couches isolantes et des couches conductrices : A, dépôt d'alluvions; B, terrains perméables aux ondes (sables, grès); C et D, couches perméables plus ou moins conductrices (calcaire, marnes); E, couches imperméables très conductrices (argiles); F, terrains sédimentaires divers; G, terrains cristallins ou minerais métalliques (minerai de fer, etc.) ou terrains houillers.

graviers, les matières isolantes et insolubles, est elle-même isolante.

Au contraire, l'eau qui est incorporée dans l'argile plastique, les limons, les minerais de fer et autres sels conducteurs est conductrice et apporte sa contribution à l'étiologie du cancer.

L'eau possède d'ailleurs un caractère qui lui donne le premier rang parmi les isolants; sa constante diélectrique extrêmement élevée (80 à 90). Cette constante ne paraît d'ailleurs pas jouer un rôle essentiel, pas plus pour l'eau que pour les terrains isolants.

Certains auteurs attribuent à l'eau et à l'humidité un rôle prépondérant dans l'étiologie du cancer, M. Chaton (¹) fait état de *régions à cancer*, qui seraient toutes des régions basses et humides, corroborant ainsi l'opinion de Haviland, rapportée par le professeur Roussy, comme nous l'avons mentionné plus haut. La proximité des rivières, de bassins, de nappes d'eau paraîtrait prédisposer au cancer.

Cette remarque ne paraît pas être imposée par les statistiques auxquelles nous avons eu recours. Dans Paris, si Grenelle (2,08), Auteuil (1,76), Javel (1,61) et la Salpêtrière (2,8) sont en bordure de la Seine, on remarque aussi une forte densité dans des quartiers élevés et éloignés du fleuve : Saint-Vincent-de-Paul (1,97), Hôpital Saint-

tueux et d'un grand lac, sur un lit d'alluvions. Par contre, des villes à très forte densité comme Nancy, Saint-Étienne, Strasbourg sont situées sur de petites rivières.

Les nappes d'eau ne paraissent avoir une influence nette sur la densité du cancer que lorsqu'elles sont retenues dans le sol des terrains sur lesquels sont bâties les habitations, comme nous l'avons montré plus haut. Dans ce seul cas, en effet, l'eau peut agir pour modifier le champ de la radiation cosmique en rendant le sol conducteur (marnes, argiles, etc.) et en constituant des nappes susceptibles d'arrêter les rayons cosmiques et de créer un autre rayonnement.

Un certain nombre de spécialistes ont signalé également l'action particulière de certaines substances susceptibles de prédisposer au cancer.

Parmi ces substances figure le charbon, dont nous avons expliqué plus haut le rôle conducteur; mais aussi des substances isolantes dérivées telles que le goudron, la paraffine, le brai, le naphtol, l'aniline. Il y a lieu de remarquer toutefois que ces substances isolantes ne préexistent pas dans le sol, mais que ce sont des produits industriels qui agissent par contact avec l'épiderme du sujet. Ainsi ces substances peuvent directement modifier la capacité électrique et, par conséquent, l'équilibre oscillatoire des cellules.

Un certain nombre d'auteurs discutent la question d'hérédité du cancer qu'aucun ensemble de faits positifs n'est encore venu ni infirmer, ni confirmer,

---

(¹) H. HARTMANN, Rapport sur un travail de M. Chaton, professeur de clinique chirurgicale de l'École de Médecine de Besançon : « Contribution à l'étude étiologique du cancer ».

La question d'hérédité peut être expliquée comme je l'ai indiqué dans l'*Origine de la Vie* (¹) par la radiation de l'organisme. En effet, l'hérédité est caractérisée par la constance des dimensions du noyau cellulaire, qui ne varie pas à travers les générations. Il se peut qu'une certaine race de cellules, dont le noyau ne varie pas, résiste moins bien qu'une autre aux variations du rayonnement cosmique sous l'effet du terrain et qui provoquent le cancer. Ce qui explique l'apparence d'hérédité ou de contagion dans certaines familles dont les divers membres ont cependant des genres de vie différents. Toutefois l'oscillation des cellules peut s'affaiblir spontanément en dehors de l'hérédité par des variations du champ cosmique ou par des changements de constantes électriques des cellules, comme nous l'avons expliqué au cours de cet exposé.

CONCLUSIONS.

Voies dans lesquelles on doit trouver la prophylaxie du cancer.

Il semble résulter nettement des faits que je viens d'exposer, une confirmation de l'hypothèse suivant laquelle l'action de la nature du sol sur le rayonnement cosmique est un facteur non négligeable et même primordial de l'étiologie du cancer. Les terrains isolants ont le privilège d'une faible densité de cancer. Les terrains conducteurs d'électricité accusent, au contraire, une forte densité.

De nombreux auteurs ont constaté l'existence de maisons à cancer, de rues à cancer, de villages à cancer, de quartiers à cancer. A la lumière de ce qui précède, ces particularités peuvent facilement être expliquées grâce à la nature géologique du sous-sol dont les propriétés électriques réagissent à ces endroits sur la radiation cosmique. Les habitations mentionnées dans ces observations sont sûrement bâties sur des terrains dans lesquels on trouve, à une profondeur plus ou moins grande, des substances particulièrement conductrices : argile plastique, minerais ferrugineux et arsenicaux, couches carbonifères et autres. C'est ainsi que le Dr Baufle (²) a été frappé de la fréquence des cas de cancers dans la vallée de l'Ognon. Or cette rivière coule sur un terrain jurassique (lias) caractérisé par la présence d'argiles plastiques conductrices. Le Dr Grandclément a remarqué également cinq cas de cancers dans la même région.

Nous avons vu que les propriétés de l'eau au point de vue du développement du cancer jouent un rôle important, je dirai même primordial, que je vais expliquer relativement à la radiation cosmique, en me basant sur des faits d'observation positifs et indiscutables.

Comme je l'ai dit plus haut et comme le savent les géologues, l'eau, qui est neutre par elle-même, prend les propriétés conductrices ou isolantes des substances sur lesquelles elle séjourne ou qu'elle traverse, de même qu'au point de vue chimique les dissolutions dans l'eau possèdent les propriétés acides ou basiques de ces substances. Ceci s'explique par le fait que presque toutes ces substances contenues dans le sol sont solubles dans l'eau, en proportion plus ou moins grande. Toutes les eaux minérales contiennent en effet, en dissolution, les substances chimiques minérales : sulfures, carbonates, bicarbonates, fer, arsenic, etc., qui se trouvaient dans le sol sur leur passage. Donc à la sortie de ces terrains, l'eau a les mêmes constantes chimiques et par conséquent électriques que le sol d'où elle jaillit.

Les oscillations électriques caractéristiques des eaux minérales se traduisent précisément par les phénomènes de radioactivité que présentent ces eaux à leur sortie du sol au voisinage immédiat des sources et qu'elles perdent ensuite. Cette radioactivité est produite par le déséquilibre vibratoire de certaines substances minérales qui, à leur sortie du sol, n'oscillent pas en résonance avec les ondes cosmiques. D'ailleurs, il a été constaté médicalement de longue date que les effets thérapeutiques des eaux minérales ne se produisaient que si ces eaux étaient absorbées à la source même, parce que les cellules du sujet en traitement au voisinage des sources prenaient au bout de quelque temps la même constante électrique que le sol. Sous l'effet de l'absorption sur place de l'eau minérale, les cellules entrent ainsi en résonance avec la radiation cosmique.

Les faits d'observation confirment en tous points ce que nous venons d'exposer. Frédérick L. Hoffmann (¹) a constaté qu'aux États-Unis, où la mortalité du cancer atteignait en moyenne 0,85 pour 1000 et au maximum 1,199 à Boston en 1915, dans la ville de Memphis, au contraire, cette mortalité n'était que de 0,467. Pourquoi cette ville jouirait-elle d'une telle faveur ? Shannon a fait remarquer que cette ville est alimentée par l'eau d'un puits artésien creusé dans la ville même; il impute cette faible densité du cancer à l'absence de protozoaires dans cette eau. Mais il n'a jamais été prouvé que c'était les protozoaires qui donnaient le cancer. Ce qui semble probable et même certain, c'est que les habitants de Memphis, buvant une eau sortant des profondeurs du sol sur lequel ils vivent, se servant de cette eau pour apprêter tous leurs aliments et leurs boissons, pour faire leurs ablutions, pour cuire leur pain, etc., leurs cellules se trouvent par conséquent avoir les mêmes constantes chimiques et électriques que le sol d'où l'eau jaillit, ce qui les met par suite automatiquement en résonance avec le champ d'oscillation cosmique au-dessus de cette ville.

La même observation a été faite par le Dr Thomas à Luxeuil. L'absence presque totale du cancer dans cette ville d'eaux s'explique par le fait que, par suite du défaut d'eau potable dans cette localité, provenant de rivière

---

(¹) *Loc. cit.*

(²) H. HARTMANN, *Rapport sur la contribution à l'étude étiologique du cancer par M. Chaton (Bulletin de l'Académie de Médecine*, n° 11, 5 mars 1927, p. 348).

(¹) Frederick L. HOFFMANN, *The mortality from cancer throughout the world.*

ou d'adduction, les habitants sont réduits à boire exclusivement de l'eau de l'établissement thermal, sortant des profondeurs du sol sur lequel la ville est bâtie.

D'autre part, nous avons vu dans le tableau relatif aux villes de France et des pays limitrophes que la densité des cas de cancer était minimum pour la ville de Genève (0,50 pour 1000 habitants). Cette particularité s'explique par le fait que Genève et le lac reposent sur un lit d'alluvions, sables et graviers. Or les Genévois utilisent comme eau potable et pour la préparation de leur nourriture de l'eau du lac puisée à une très grande profondeur, et qui, par suite, possède les mêmes constantes électriques que le sol et le lac lui-même, sur lequel la ville est bâtie.

Un cas tout à fait frappant et qui confirme les observations précédentes est celui rapporté par le Dʳ Simeray (¹). La population de tout un village ignora cette terrible maladie qu'est le cancer, tant qu'elle fit usage exclusivement d'eau potable puisée dans le sol au moyen de leurs puits. Le conseil municipal eut la malencontreuse idée de faire établir une adduction d'eau provenant d'une source en dehors du village : aussitôt une série de cas de cancer apparurent successivement. Ce fait explique encore que l'usage de l'eau provenant de la source éloignée et qui ne possédait pas les mêmes constantes chimiques que le sol sur lequel était établi le village, provoquait un déséquilibre électrique des cellules de certains habitants et, par suite, un déséquilibre oscillatoire des organismes par rapport à la radiation cosmique.

Assurément, nous serons toujours impuissants à changer la nature du sol et l'intensité du rayonnement cosmique. D'autre part, il ne paraît pas pratique de condamner, *a priori*, divers terrains à n'être jamais habités. Il semble que les recherches devraient plutôt être orientées vers une modification de l'équilibre oscillatoire des cellules, au moyen, par exemple, de l'injection hypodermique ou de l'absorption par voie buccale, de substances appropriées, qui mettraient la fréquence de l'oscillation de la cellule en rapport avec la nature physique et chimique du terrain sur lequel vit le sujet et qui réagit sur la radiation cosmique. Il suffirait donc de changer les constantes électriques de la cellule par un traitement spécifique facile à appliquer.

C'est d'ailleurs ce qui se produit automatiquement lorsque les habitants s'alimentent au moyen d'eau provenant des profondeurs du sol sur lequel ils vivent. Je suis persuadé que si l'on pouvait se nourrir exclusivement des fruits, des légumes récoltés dans le jardin entourant la maison dans laquelle on vit, si l'on pouvait boire et utiliser de l'eau sortant d'un puits profond creusé près de la maison d'habitation, le cancer serait une maladie négligeable. Mais comme ce genre de vie ne peut malheureusement pas être envisagé pour les habitants des villes. Cependant, on pourrait établir, dans les jardins ou les avenues de la plupart des villes, des puits artésiens, qui permettraient l'alimentation en eau potable pour la boisson au moins, comme on en trouve à Paris avenue de Breteuil, place Lamartine et au Bois de Boulogne. A Paris, en particulier, l'usage de ces puits pourrait être généralisé dans chaque quartier,

Mais pour les gens qui se déplacent, notamment, on doit chercher à remédier à cet état pathologique en faisant appel à des procédés artificiels tels que ceux que nous venons de signaler ou les utiliser concurremment avec d'autres moyens.

L'un de ces moyens consisterait à annuler l'excès du rayonnement cosmique en l'absorbant par des collecteurs d'ondes spéciaux tels que : antennes métalliques tendues à l'intérieur des appartements, autour d'une corniche du plafond, par exemple, ou bien même des antennes extérieures de T. S. F. installées sur les toits et susceptibles de protéger toute une maison contre les méfaits des radiations cosmiques qui provoquent le cancer. Ces collecteurs d'ondes pourraient recevoir des formes très particulières, cadres, panneaux ou tapis en grillage métallique et même cages de Faraday complètes, c'est-à-dire revêtement métallique de toutes les cloisons d'une chambre à coucher de malade, par exemple.

Je suis persuadé que l'action favorable ou défavorable des rayons X et du radium sur les malades n'a pour conséquence que l'absorption des rayons cosmiques, comme semble le prouver l'efficacité du traitement par le radium à distance qui, en agissant sur le champ de radiation, tout à l'entour du malade entier, est supérieur à l'action du radium par le toucher localisé et provoque moins d'accidents.

Ou bien encore, dans certains cas, on pourra utiliser l'absorption des ondes, non pas dans un collecteur protégeant toute une maison, un appartement ou une pièce, mais dans un système ne comportant que quelques spires métalliques isolées, enroulées autour du sujet qu'il convient de protéger. C'est notamment le sens des expériences que j'ai faites sur les pélargoniums inoculés avec le *Bacterium tumefaciens* et autres sujets malades du cancer, en les protégeant au moyen d'une simple spire de cuivre isolée. Les excellents résultats que j'ai obtenus dans cette voie semblent prouver que le cercle de cuivre n'agit que pour absorber l'excès des ondes cosmiques et régulariser le champ de la radiation.

J'ai obtenu des résultats analogues en utilisant des rayonnements électromagnétiques qui agissent par absorption des radiations cosmiques entourant le sujet pour affaiblir les effets de cette radiation. D'ailleurs, tous les appareils à haute fréquence qu'on emploie dans la thérapeutique provoquent le même effet d'affaiblissement de l'excès des rayons cosmiques.

Dans les circonstances présentes, étant donné l'état de désarmement où nous nous trouvons en face de ce terrible fléau, il est évident qu'aucune voie nouvelle susceptible d'être ouverte à l'activité des chercheurs, ne saurait être négligée pour conjurer un péril aussi grave que celui dont nous menace le cancer.

Je suis convaincu que c'est dans cette voie que doit se trouver la solution tant cherchée de la prophylaxie du cancer et je serais trop heureux si ces conclusions permettent d'aboutir enfin à cette solution.

(¹) Séance de l'Académie de Médecine du 15 mars 1927.

Statistique démographique des cas de cancer pour l'Europe occidentale.

VILLES	POPULATION (milliers d'habitants)	DÉCÈS PAR CANCER		MOYENNE	DENSITÉ par 1000 habitants
		1921	1922		
Angleterre.					
Birmingham	840	1020	1090	1055	1,25
Dublin	423	426	419	423	1
Glasgow	1075	1316	1340	1328	1,24
Liverpool	823	890	848	870	1,06
Londres	4485	6008	6044	6020	1,34
Manchester	744	939	955	947	1,27
Belgique.					
Anvers	304	352	317	334	1,1
Bruxelles	208	195	210	203	0,98
Danemark.					
Copenhague	565	627	895	760	1,35
Espagne.					
Madrid	679	721	713	717	1,05
France.					
Amiens	92,8	149	163	156	1,68
Arras	64,4	33	46	40	1,04
Bordeaux	267	351	379	365	1,37
Brest	74	100	106	103	1,39
Dijon	78,6	108	115	112	1,43
Le Havre	163	221	231	226	1,39
Lille	201	314	335	325	1,62
Lyon	562	734	796	765	1,36
Marseille	586		542	542	0,92
Metz	62	99	82	91	1,47
Montpellier	81	99	116	109	1,35
Nancy	113	208	234	221	1,95
Nantes	184	208	159	184	1
Orléans	69	139	125	132	1,91
Paris	2906	3743	3592	3667	1,27
Rouen	124	239	211	225	1,81
Saint-Étienne	168	320	327	324	1,93
Strasbourg	167	250	264	257	1,54
Toulon	106	118	116	117	1,1
Toulouse	175	99	94	97	0,55
Versailles	64,7	108	78	93	1,435
Hollande.					
Amsterdam	696	933	901	917	1,32
La Haye	361	412	427	435	1,18
Rotterdam	537	537	552	544	1,01
Italie.					
Gênes	317	316	401	358	1,13
Milan	718	910	872	891	1,24
Turin	500	414	443	430	0,86
Suisse.					
Bâle	141	190	211	200	1,42
Berne	104	98	116	107	1,03
Genève	136	–	69	69	0,50
Zurich	201	270	302	286	1,42

Influence de la nature géologique du sol sur la densité des cas de cancer

FRANCE ET PAYS LIMITROPHES

Densité moyenne par 1000 habitants.	Villes.	Nature géologique du sol.
0,50	Genève	*Pléistocène* (alluvions, graviers, sables).
0,55	Toulouse	*Pléistocène* (grès, sables, marnes).
0,86	Turin	*Pléistocène* (argiles, limons mêlés de sable, graviers).
0,92	Marseille	*Oligocène*, Sannoisien (calcaire, gypse) et Stampien (sable, grès).
0,98	Bruxelles	*Eocène* (sable à rognons de grès fistuleux).
1	Nantes	*Archéen* (rocher cristallin, gneiss, micaschistes).
1,03	Berne	*Pléistocène* (sable et grès friable, molasse verdâtre de Berne).
1,10	Toulon	*Précambrien*, Crétacé (calcaire ferrugineux, marnes).
1,10	Anvers	*Pléistocène* (sables et marnes).
1,27	Paris	*Eocène* (calcaire grossier, sable et grès, marnes à gypse et argile plastique).
1,34	Londres	*Eocène* (argile de Londres et sables).
1,35	Montpellier	*Pliocène*, Plaisancien (marnes), Astien (sables), Sicilien (calcaires, argiles).
1,36	Lyon	*Pléistocène* sur calcaires, grès, marnes jurassiques.
1,37	Bordeaux	*Pléistocène*, Miocène burdigaldien (sables et argiles imperméables et calcaire).
1,39	Le Havre	*Crétacé supérieur* (craie et argile).
1,41	Metz	*Lias* (oolithe ferrugineuse, minette).
1,42	Bâle	*Pléistocène*.
1,43	Dijon	*Jurassique* (marne à chaux hydraulique).
1,435	Versailles	*Oligocène*, Stampien (sable de Fontainebleau et marnes).
1,54	Strasbourg	*Pléistocène* sur primitif (Carbonifère).
1,62	Lille	*Crétacé* (Craie et argiles plastiques).
1,64	Arras	*Crétacé supérieur* (Craie à silex et à pyrite de fer).
1,68	Amiens	*Crétacé supérieur* (Craie, argile bleue) (Turonien).
1,81	Rouen	*Crétacé supérieur* (Craie, argile bleue et pyrite de fer et marnes).
1,91	Orléans	*Pléistocène*, Miocène burdigalien (sables mêlés d'argiles imperméables).
1,93	Saint-Étienne	*Houiller*, Carbonifère stéphanien (grès et schistes).
1,95	Nancy	*Lias* (argiles et grès ferrugineux, marnes à chaux hydraulique).

Substances isolantes.

Substance	Constante diélectrique	Résitivité en ohms-centim.
Amiante	–	5.10^{15}
Ardoise	–	2 à 4.10^{17}
Béton (ciment, gravier, sable)	–	1 à 5.10^{2}
Bitume	–	8 à 50.10^{13}
Eau	80 à 90	–
Gypse	6,3 à 5.2	–
Marbre	6 à 8	2 à 20.10^{8}
Mica	6 à 8	5 à 10.10^{22}
Pétrole	–	2 à 10^{16}
Quartz	4.3 à 4,6	–
Silice	3,78	–

Substances conductrices.

Substances	Résistivité en ohms-centimètres
Aluminium	$2,5$ à $4,5.10^{6}$
Arsenic	34.10^{3}
Calcium	7.5 à $10,5.10^{6}$
Charbon (graphite)	1.10^{3}
Charbon (amorphe)	5 à 10 $.10^{-3}$
Cuivre	$1,6$ à $2,1.10^{-8}$
Fer	10 à 12 $.10^{-6}$
Magnésium	$4,2$ à $4,5.10^{-6}$

VILLE DE PARIS

Densité moyenne par 1000 habitants.	Quartiers.	Nature géologique du sol.
0,324	Gaillon	Alluvions sur sable et grès de Beauchamp.
0,53	Porte-Dauphine	Calcaire grossier, sables de Beauchamp.
0,756	Saint-Avoie	Sable et grès de Beauchamp et calcaire grossier.
0,68	Champs-Élysées	Sable et grès de Beauchamp, calcaire grossier.
0,805	Chaussée-d'Antin	Sable et grès de Beauchamp calcaire grossier.
0,86	Chaillot	Sable et grès de Beauchamp, calcaire grossier et de Saint-Ouen.
0,86	Invalides	Calcaire grossier et alluvions.
0,94	Sorbonne	Sable et grès de Beauchamp, calcaire grossier et de Saint-Ouen.
0,95	Gare	Sable et grès de Beauchamp, calcaire grossier, alluvions.
0,96	Arsenal	Alluvions sur calcaire grossier.
0,97	Roule	Sable et grès de Beauchamp, calcaire grossier et de Saint-Ouen.
0,99	Vivienne	Alluvions sur calcaire grossier.
0,995	La Muette	Sable et grès de Beauchamp, calcaire grossier et de Saint-Ouen, un peu d'argile plastique.
1,	St-Germain-l'Auxerrois	Alluvions sur calcaire grossier.
1,01	Clignancourt	Sable de Fontainebleau, calcaire de Brie, gleise et sables verts, marne à gypse.

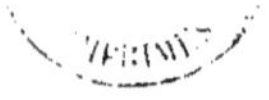

VILLE DE PARIS (*suite*).

Densité moyenne par 1000 habitants.	Quartiers.	Nature géologique du sol.
1,02	La Villette	Marne à gypse, sables verts.
1,03	Santé	Sable et grès de Beauchamp, calcaire grossier et de Saint-Ouen.
1,04	Saint-Fargeau	Sable de Fontainebleau, calcaire de Brie, marne à gypse et glaise verte.
1,05	Odéon	Sable et grès de Beauchamp, calcaire grossier, alluvions.
1,05	Halles	Alluvions sur calcaire grossier.
1,06	Arts-et-Métiers	Alluvions sur grès de Beauchamp.
1,06	Porte-Saint-Martin	Alluvions sur sable de Beauchamp, calcaire de Saint-Ouen, marne à gypse.
1,07	Pont-de-Flandre	Alluvions sur sables verts.
1,08	Plaine Monceau	Sable et grès de Beauchamp, calcaire de Saint-Ouen, sables verts.
1,08	Europe	Sable et grès de Beauchamp, calcaire grossier et de Saint-Ouen, sables verts.
1,09	Palais-Royal	Alluvions sur calcaire grossier et sable de Beauchamp.
1,11	Épinettes	Calcaire de Saint-Ouen, marne à gypse et sable vert.
1,17	Grandes-Carrières	Sable de Fontainebleau, calcaire de Brie, glaise et sables verts, marne à gypse.
1,12	La Chapelle	Marne à gypse, sables verts.
1,13	Goutte-d'Or	Sables verts et marne à gypse.
1,12	Place Vendôme	Alluvions sur grès de Beauchamp et calcaire grossier.
1,14	École Militaire	Alluvions calcaire grossier.
1,14	Porte-Saint-Denis	Alluvions sur sable de Beauchamp, calcaire de Saint-Ouen et sables verts.
1,17	Saint-Gervais	Alluvions sur calcaire grossier.
1,17	Bel-Air	Alluvions sur sable et grès de Beauchamp, calcaire grossier et de Saint-Ouen.
1,17	Maison-Blanche	Sable et grès de Beauchamp, calcaire grossier et de Saint-Ouen, argile plastique et alluvions.
1,18	Ternes	Sable et grès de Beauchamp, calcaire grossier.
1,19	Enfants-Rouges	Alluvions sur calcaire grossier et sable de Beauchamp.
1,19	Saint-Ambroise	Alluvions sur grès de Beauchamp, calcaire grossier et de Saint-Ouen et éboulis.
1,20	Montparnasse	Grès de Beauchamp, alluvions.
1,21	Quinze-Vingts	Alluvions sur calcaire grossier
1,21	Saint-Victor	Alluvions sur sable et grès de Beauchamp, calcaire grossier.
1,22	Combat	Calcaire de Brie, marne à gypse, sables et glaises verts.
1,21	Gros Caillou	Alluvions sur argile plastique et calcaire grossier.
1,23	Mail	Alluvions sur calcaire grossier.
1,23	Necker	Sable de Beauchamp, calcaire grossier, un peu d'argile plastique.
1,24	Belleville	Alluvions sur sable vert, calcaire de Brie, marne à gypse, glaise verte et sable de Fontainebleau.
1,25	Monnaie	Alluvions sur calcaire grossier.
1,26	La Roquette	Alluvions sur sable de Beauchamp, calcaire grossier et de Saint-Ouen.
1,28	Saint-Thomas-d'Aquin	Alluvions sur calcaire grossier.
1,28	Notre-Dame-d.-Champs	Alluvions sur calcaire grossier, sable de Beauchamp.
1,30	Sainte-Marguerite	Alluvions sur grès de Beauchamp, calcaire grossier et de Saint-Ouen.
1,32	Bercy	Alluvions sur sable de Beauchamp, calcaire grossier.
1,34	Amérique	Calcaire de Brie, marne à gypse, sable de Fontainebleau.
1,34	Croulebarbe	Calcaire grossier, grès de Beauchamp.
1,35	Val-de-Grâce	Sable de Beauchamp, calcaire grossier, alluvions.
1,37	Petit-Montrouge	Alluvions sur sable et grès de Beauchamp, calcaire de Saint-Ouen.
1,37	Saint-Georges	Sable de Beauchamp, calcaire de Saint-Ouen, sable vert.
1,38	Batignolles	Calcaire de Saint-Ouen et sable vert.
1,39	Folie-Méricourt	Alluvions sur sable de Beauchamp, calcaire grossier et de Saint-Ouen.
1,41	Charonne	Alluvions, calcaire de Saint-Ouen, sable vert.
1,43	Saint-Merri	Alluvions sur calcaire grossier.
1,44	Hôpital-Saint-Louis	Calcaire de Saint-Ouen, marne à gypse, sable vert.
1,44	Picpus	Alluvions sur grès de Beauchamp, calcaire grossier et de Saint-Ouen.
1,46	Bonne-Nouvelle	Alluvion sur grès de Beauchamp.
1,48	Archives	Alluvions sur calcaire grossier.
1,48	Saint-Germain-des-Prés	Alluvions sur calcaire grossier.
1,48	Plaisance	Alluvions sur sable de Beauchamp et calcaire grossier.
1,57	Saint-Lambert	Alluvions sur argile plastique, calcaire grossier, grès de Beauchamp.
1,58	Père-Lachaise	Calcaire de Brie, marne à gypse. Sable et glaise verts.
1,61	Javel	Alluvions sur marne de Meudon, argile plastique et craie blanche.
1,76	Auteuil	Argile plastique, calcaire grossier, alluvions sur marne de Meudon et craie blanche.
1,97	Saint-Vincent-de-Paul	Calcaire de Saint-Ouen, marne à gypse et sable vert.
2,08	Grenelle	Alluvions sur calcaire grossier argile plastique.
2,80	Salpêtrière	Alluvions sur grès de Beauchamp, calcaire grossier.

INFLUENCE DE LA NATURE GÉOLOGIQUE DU SOL SUR LA DENSITÉ DES CAS DE CANCER DANS LES PRINCIPALES VILLES DE FRANCE ET DES PAYS LIMITROPHES.

Carte dressée par G. Lakhovsky

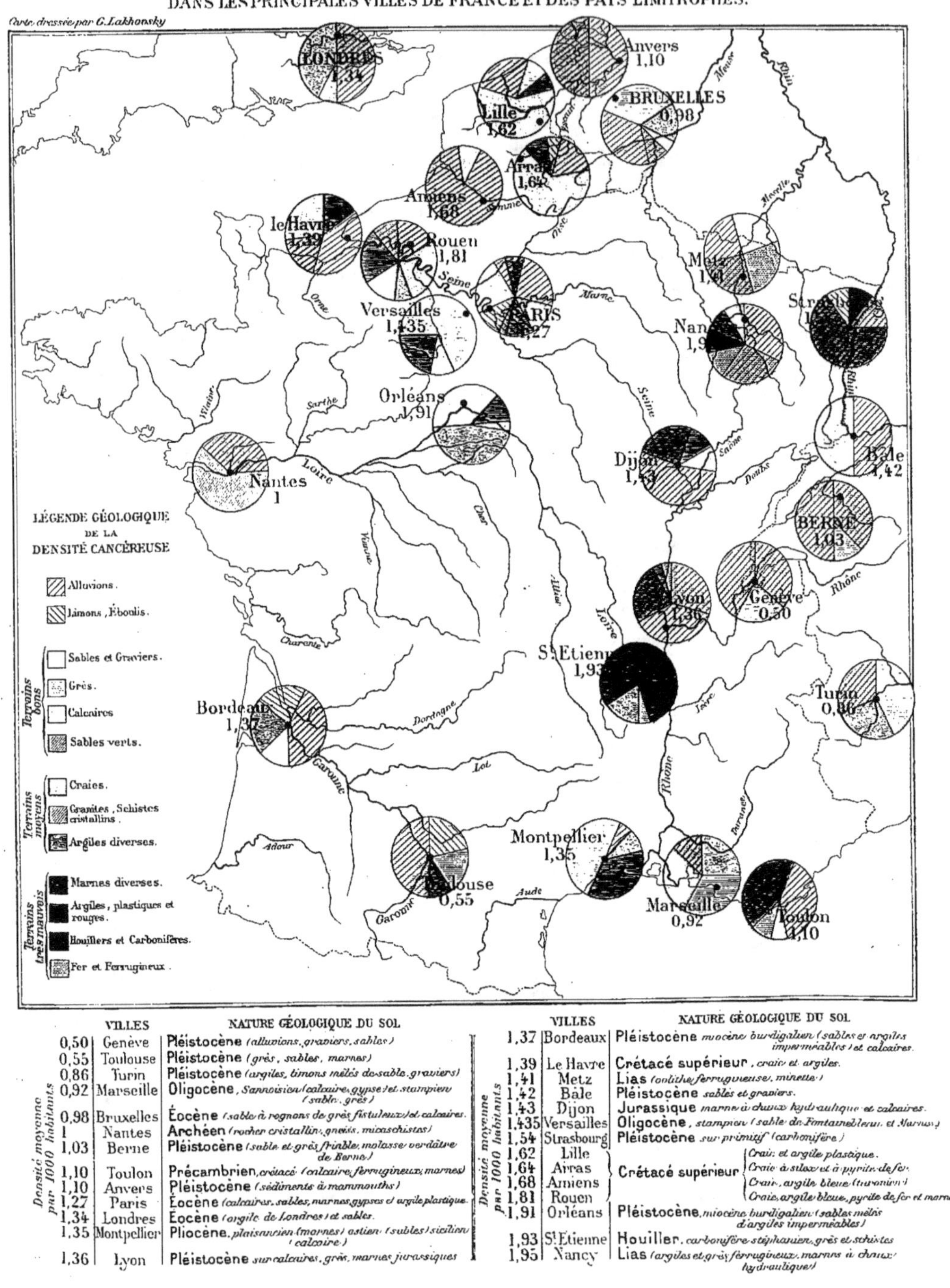

Densité moyenne par 1000 habitants	VILLES	NATURE GÉOLOGIQUE DU SOL
0,50	Genève	Pléistocène (alluvions, graviers, sables)
0,55	Toulouse	Pléistocène (grès, sables, marnes)
0,86	Turin	Pléistocène (argiles, limons mêlés de sable, graviers)
0,92	Marseille	Oligocène, Sannoisien (calcaire, gypse) et stampien (sable, grès)
0,98	Bruxelles	Éocène (sable à rognons de grès fistuleux) et calcaires.
1	Nantes	Archéen (rocher cristallin, gneiss, micaschistes)
1,03	Berne	Pléistocène (sable et grès friable, molasse verdâtre de Berne)
1,10	Toulon	Précambrien, crétacé (calcaire, ferrugineux, marnes)
1,10	Anvers	Pléistocène (sédiments à mammouths)
1,27	Paris	Éocène (calcaires, sables, marnes, gypses et argile plastique)
1,34	Londres	Éocène (argile de Londres) et sables.
1,35	Montpellier	Pliocène, plaisancien (marnes) astien (sables) sicilien (calcaire)
1,36	Lyon	Pléistocène sur calcaires, grès, marnes jurassiques

Densité moyenne par 1000 habitants	VILLES	NATURE GÉOLOGIQUE DU SOL
1,37	Bordeaux	Pléistocène, miocène burdigalien (sables et argiles imperméables) et calcaires.
1,39	Le Havre	Crétacé supérieur, craie et argiles.
1,41	Metz	Lias (oolithe ferrugineuse, minette)
1,42	Bâle	Pléistocène sables et graviers.
1,43	Dijon	Jurassique marne à chaux hydraulique et calcaires.
1,435	Versailles	Oligocène, stampien (sable de Fontainebleau et Marnes)
1,54	Strasbourg	Pléistocène sur primitif (carbonifère)
1,62	Lille	Crétacé supérieur — Craie et argile plastique.
1,64	Arras	Crétacé supérieur — Craie à silex et à pyrite de fer.
1,68	Amiens	Crétacé supérieur — Craie, argile bleue (turonien)
1,81	Rouen	Crétacé supérieur — Craie, argile bleue, pyrite de fer et marnes.
1,91	Orléans	Pléistocène, miocène burdigalien (sables mêlés d'argiles imperméables)
1,93	St Etienne	Houiller, carbonifère stéphanien, grès et schistes
1,95	Nancy	Lias (argiles et grès ferrugineux, marnes à chaux hydraulique)

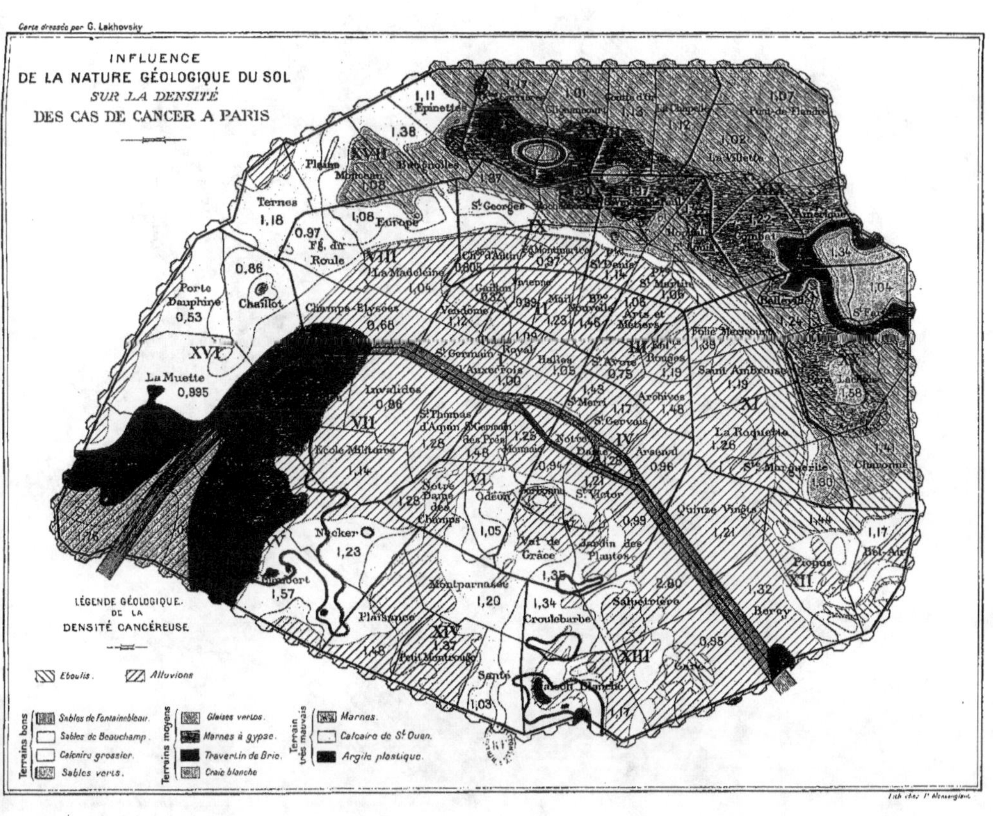

Carte dressée par G. Lakhovsky

INFLUENCE
DE LA NATURE GÉOLOGIQUE DU SOL
SUR LA DENSITÉ
DES CAS DE CANCER A PARIS

LÉGENDE GÉOLOGIQUE.
DE LA
DENSITÉ CANCÉREUSE

Eboulis.
Alluvions.

Terrains bons
Sables de Fontainebleau.
Sables de Beauchamp.
Calcaire grossier.
Sables verts.

Terrains moyens
Glaises vertes.
Marnes à gypse.
Travertin de Brie.
Craie blanche

Terrain très mauvais
Marnes.
Calcaire de St Ouen.
Argile plastique.

Lith chez P. Mossgiani

Influence de la nature géologique du sol sur la densité des cas de cancer dans le Département de la Seine.

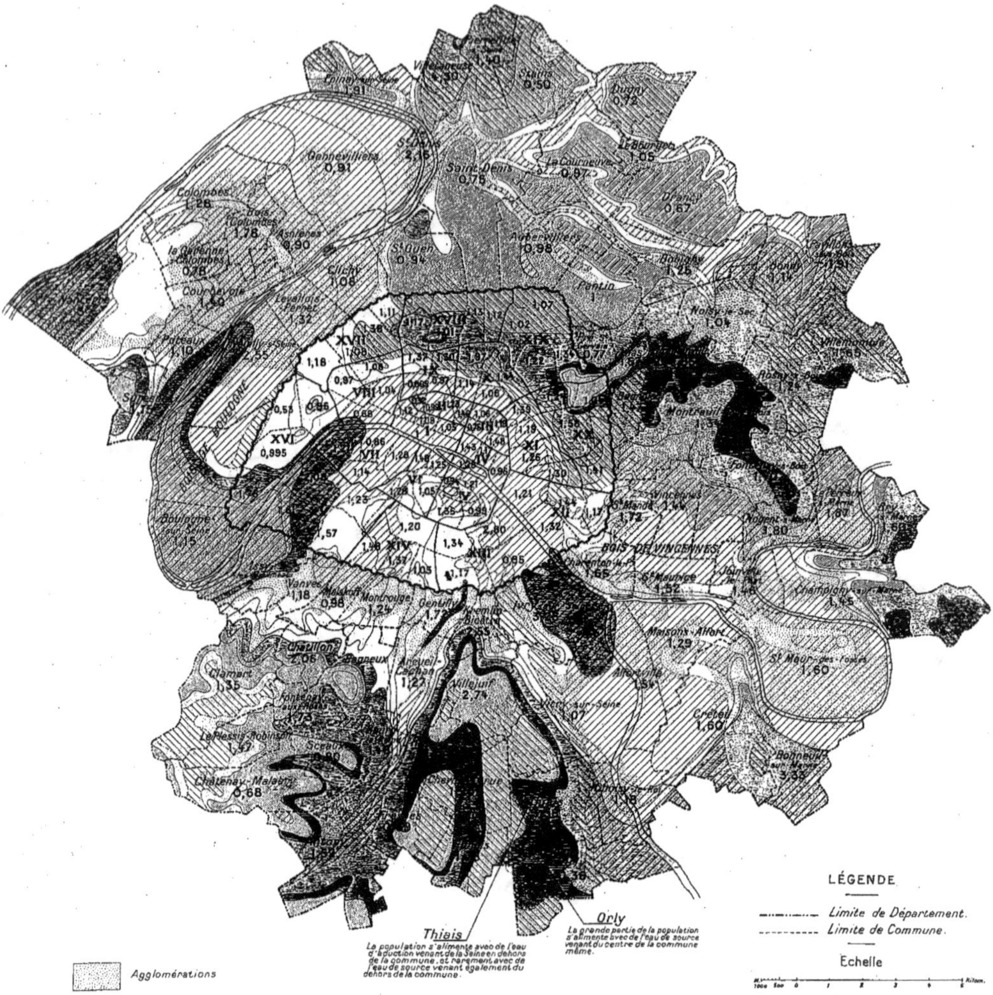

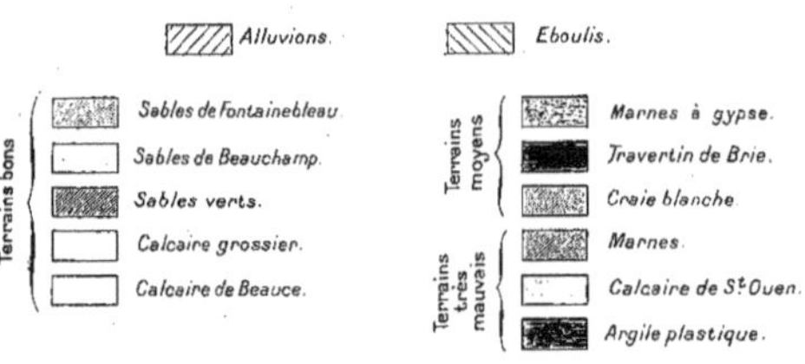

LÉGENDE GÉOLOGIQUE DE LA DENSITÉ CANCÉREUSE

DÉPARTEMENT DE LA SEINE

Nombre de décès dus au cancer par milliers d'habitants.

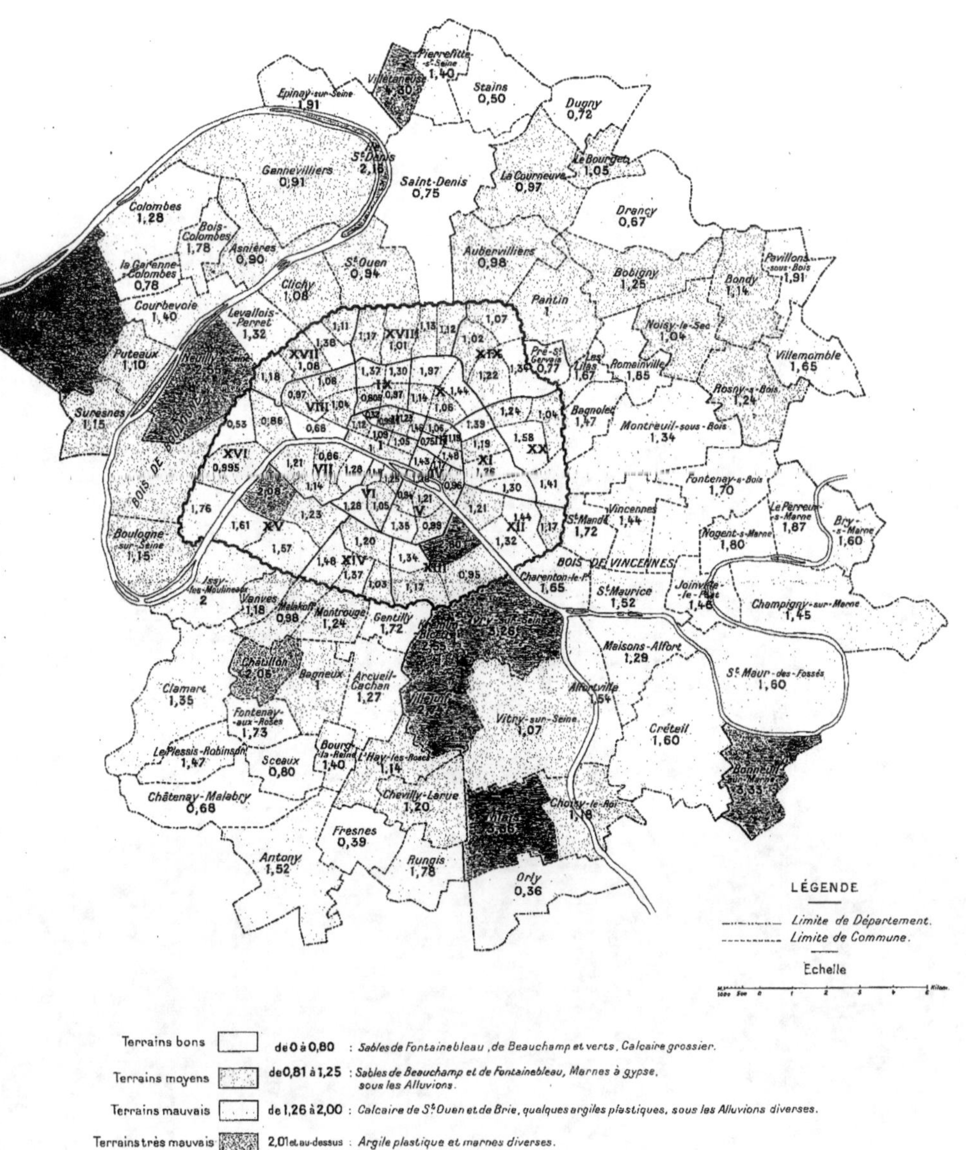

LÉGENDE

Terrains bons	☐	de 0 à 0,80	: Sables de Fontainebleau, de Beauchamp et verts, Calcaire grossier.
Terrains moyens	☐	de 0,81 à 1,25	: Sables de Beauchamp et de Fontainebleau, Marnes à gypse, sous les Alluvions.
Terrains mauvais	☐	de 1,26 à 2,00	: Calcaire de St Ouen et de Brie, quelques argiles plastiques, sous les Alluvions diverses.
Terrains très mauvais	☐	2,01 et au-dessus	: Argile plastique et marnes diverses.